Docteur Henri JODIN

de la Faculté de Médecine de Paris
Préparateur à la Faculté des Sciences

Contribution à l'étude des Adénomes du Rectum

PARIS
L. BOYER, Imprimeur-Éditeur
15, Rue Racine, 15

1901

Docteur Henri JODIN

de la Faculté de Médecine de Paris
Préparateur à la Faculté des Sciences

Contribution à l'étude des Adénomes du Rectum

PARIS
L. BOYER, Imprimeur-Éditeur
15, Rue Racine, 15
—
1901

A MON PÈRE M. JODIN

Professeur au Lycée Montaigne

A MA MÈRE

A MON PRÉSIDENT DE THÈSE

M. LE PROFESSEUR BERGER

Membre de l'Académie de Médecine.
Chirurgien de l'hôpital Beaujon
Officier de la Légion d'Honneur

CONTRIBUTION A L'ÉTUDE

DES

ADÉNOMES DU RECTUM

INTRODUCTION

Bien que les adénomes du rectum ne soient pas exceptionnels et qu'on en puisse rencontrer un certain nombre de cas dans la littérature médicale, les observations sur ce sujet sont assez peu nombreuses. Aussi, ayant pu avoir l'observation détaillée d'une affection de ce genre, avec examen histologique, il nous a paru intéressant de reprendre cette question, non pour apporter des idées nouvelles sur ce point de pathologie étudié déjà par nos maîtres, mais seulement pour joindre aux observations précédentes un fait nouveau à l'occasion duquel nous essayerons de résumer les connaissances actuellement acquises sur cette maladie.

En effet, comme on le verra dans un premier chapitre, où nous étudierons l'historique des adénomes du rectum, cette affection n'a pas été l'objet d'un nombre très considérable de travaux d'ensemble ; car, mise à part la thèse de Leclerc publiée en 1897 sur les polypes du rectum chez les enfants, il nous faut remonter jusqu'en 1866 et 1877 pour retrouver cette question traitée dans les thèses de Levesque et de Boh.

Au moment de terminer nos études médicales nous tenons à adresser nos remerciements aux maîtres dont les leçons, les conseils, l'expérience et le dévouement nous ont été d'un si précieux secours, et particulièrement :

A M. le Docteur Barth médecin de l'hôpital Necker, dont l'enseignement nous a été si précieux au début de nos études médicales.

A M. le Professeur agrégé Schwartz, chirurgien de l'hôpital Cochin, dont les préceptes éclairés nous ont été d'un grand profit.

A M. le Docteur de Beurmann, médecin de l'hôpital Broca, dans le service de qui nous avons fait un séjour si instructif.

A M. le Professeur Pinard, dont les élèves apprécient tant les leçons cliniques, et lui sont redevables d'une si solide éducation obstétricale ; à MM. les Docteurs Bouffe de Saint-Blaise accoucheur des Hôpitaux, et Funck-Brentano, chef de Laboratoire à la Clinique Baudelocque, dont nous avons suivi les manœuvres obstétricales avec tant d'intérêt et de fruit.

A M. le Docteur Gérard Marchand, chirurgien de l'hôpital Boucicaut, pour la bienveillance avec laquelle il nous a toujours accueilli dans son service et les excellents conseils qu'il n'a cessé de nous prodiguer.

M. le Professeur Berger nous a fait l'honneur d'accepter la présidence de notre thèse. Qu'il nous soit permis de lui adresser nos plus vifs remerciements, et de l'assurer de notre profonde reconnaissance.

HISTORIQUE

Les adénomes du rectum ne sont pas très fréquents et cependant la portion terminale du gros intestin est un des points où ces tumeurs sont le moins rares. On les a généralement décrits sous le nom de polypes du rectum ; cette expression de polypes ne préjuge en rien de la nature de production.

Ces tumeurs, dit Gerdy (1) sont des excroissances pédiculées, saillantes à la surface des cavités muqueuses. On les a divisées de façon générale en polypes mous ou muqueux, que tous les auteurs s'accordent à reconnaître beaucoup plus fréquents chez l'enfant, et en polypes durs ou fibreux, que l'on trouverait de préférence chez l'adulte.

Les polypes muqueux, les seuls dont nous ayons à nous occuper ici sont ceux que Smith appelait polypes vasculaires. Gross les décrit sous le nom de tumeurs adénoïdes tandis que Allingham les appelle polypes folliculaires.

D'après Nélaton, Robin, Broca, Verneuil et Cornil, il s'agirait là de tumeurs épithéliales ayant conservé à peu près le type normal de la constitution des glandes et par conséquent de véritables adénomes.

1. Gerdy. *Thèse de concours*, 1838.

En 1760, Leutaud, chirurgien juré de la ville d'Arles, publia dans l'ancien journal de médecine la première observation de polypes du rectum.

Lange rapporta une observation du même genre en 1776 dans les mélanges de Schmucker.

Enaux (1), en 1783, rapporta une observation curieuse de polype rectal éliminé spontanément.

Boyer (2), en 1818, semble avoir observé très rarement le polype du rectum ; il relate une observation détaillée d'un jeune malade atteint d'affection polypeuse du rectum. Etant données les difficultés du diagnostic dans quelques cas et les opérations successives qui furent nécessaires en cette circonstance, ont peut se demander s'il ne s'agissait pas là d'une tumeur maligne.

En 1828, Schneider, de Fulda, reprit à nouveau l'étude des polypes rectaux chez l'enfant.

En 1841, nous trouvons un travail de Gigon déposé à l'Académie de médecine et publié l'année suivante.

Bourgeois, en 1842, fit paraître dans le bulletin de thérapeutique un mémoire sur cette affection. Une vive discussion s'éleva entre Gigon et ce dernier, chacun d'eux revendiquant la priorité de son travail.

Quant à l'observation rapportée par Triœn (3) et dont parle Boh, dans sa thèse, elle semble bien se

1. Enaux. *Mémoires de l'Acad. de Dijon*, 1783.

2. Boyer. *Œuvres de chirurgie*, tome X, 1818.

3. Triœn. *Obs. méd. chir.* fascicule p. 55, 5e édit. 1814, cité par Boyer.

rapporter à une tumeur cancéreuse plutôt qu'à un adénome.

Calvil dit qu'après l'opération la tumeur récidiva et que la malade succomba avec une suppuration fétide et gangréneuse dans le rectum.

En 1866, parut la thèse de Levesque (1) et l'année suivante Mollière (2), dans un important ouvrage sur les affections du rectum, distinguait les polypes durs et les polypes mous.

Gosselin dans ses leçons de clinique chirurgicale avait déjà tenté de faire une classe des polypes granuleux et des polypes papillaires qui semblent répondre à ce que les anglais appellent tumeurs villeuses.

Rappelons aussi la thèse de Boh (3), en 1877, dans laquelle nous trouvons plusieurs observations intéressantes.

Bien des observations ont été rapportées depuis, soit isolément, soit accompagnées de quelques réflexions des auteurs. Nous signalerons entre autres la thèse de Hamonic (4) et,un travail de C. Ball (5).

Enfin, la thèse de Leclerc (6), en 1897.

Mais, si nous recherchons surtout les adénomes du rectum chez l'adulte et particulièrement les adénomes multiples, nous en rencontrons un certain nombre de

1. Levesque. Thèse de Paris, 1866.

2. Mollière. *Maladies du rectum*, 1867.

3. Boh. Thèse de Paris, 1877.

4. Hamonic. Thèse de Paris, 1885.

5. C. Ball. *Path, of aden. The rectum and anus* 1887, p, 288.

6. Leclerc. Thèse de Paris, 1897.

cas publiés par Fochier (1) en 1874, par Letzerich (2), en 1881, par Whitehead (3) en 1884.

En 1890, Handford a rapporté un cas curieux de polypes multiples du gros intestin avec cancer du rectum. Dalton en 1893, étudie les papillomes multiples du colon et du rectum, de même que Port en 1895. Citons aussi un travail de Weichselbaum sur les polypes du rectum et les adéno-carcinômes.

Depuis, Smith, en 1896, a encore rapporté deux observations dans le *Saint-Batholomiew's Hospital.*

Mais comme travaux d'ensemble sur la question nous n'avons rien à signaler que l'article de Felizet et Branca dans le *Traité des maladies de l'enfance*, en 1898, la thèse de Leclerc parue la même année, l'article de J. L. Faure et Rieffel dans le *Traité de chirurgie de Duplay et Reclus* 1897 et celui de Pierre Delbet dans le *Traité de chirurgie clinique et opératoire* en 1899.

Enfin en 1898, MM. Quénu et Landel ont publié dans la *Revue de chirurgie et de gynécologie abdominales* de Pozzi une étude très complète et des plus intéressantes sur la structure fine de ces tumeurs.

1. Fochier, *Lyon méd.* 1874.

2. Letzerich, *Wirchow's arch.* Bd XLI, 1881.

3. Witehead. *Brit. méd. journ.* 1884, p. 410.

ETIOLOGIE

Suivant plusieurs auteurs, c'est chez l'enfant que l'on rencontre le plus souvent les adénomes du rectum. Stolz, Giraldès, Chassaignac, etc... en font presque une maladie de l'enfance. Mais comme le font remarquer J. L. Faure et A. Rieffel (1) cette opinion n'est basée que sur des séries dues au hasard. C'est ainsi que Allingham sur quarante observations personnelles n'a trouvé que dix-sept cas au-dessus de quatorze ans.

M. Pierre Delbet (2), dans son article du *Traité de chirurgie clinique et opératoire* défend la même opinion : « C'est surtout entre trois et quinze ans, dit-il, qu'on les observe ».

Bien que certaines statistiques semblent montrer que ces tumeurs soient plus fréquentes chez les garçons que chez les filles, l'influence du sexe ne paraît pas bien déterminée. Ajoutons que l'on a incriminé la tuberculose, la syphilis, l'arthritisme et la dyssenterie chro-

1. Faure et Rieffel. *Traité de chirurgie* de Duplay et Reclus tome VI, p. 840.

2. Delbet. *Traité de chirurgie clinique et opératoire* de Le Dentu et Delbet, t. VIII, p. 529.

nique parmi les causes prédisposantes, sans que cette assertion ait été confirmée par les faits.

On sait, que suivant Stolz, le prolapsus du rectum devrait être considéré comme une cause d'adénome. Le même auteur incriminait toutes les causes de prolapsus, en particulier la diarrhée et la constipation. M. Pierre Delbet se rattache à cette manière de voir : « La diarrhée, dit-il, la constipation sont des causes d'irritation du rectum et je crois que toutes les irritations de quelque nature qu'elles soient, sont capables d'engendrer des adénomes ». Ce n'est pas ici le lieu de reprendre cette question si controversée de l'origine des adénomes, et nous renvoyons à ce sujet le lecteur à l'article *tumeur* dans le traité de chirurgie de MM. Le Dentu et Delbet.

Belleli, s'est efforcé d'établir le rôle des œufs et des embryons de la *bilharzia hœmatobia* dans la production des adénomes. Cette opinion avait déjà été soutenue par Dotzauer, de Bomberg. Mais comme le fait remarquer M. le professeur agrégé Delbet : « Dans les rectites chroniques, autour des vieux ulcères, on trouve des lésions glandulaires identiques à celles des adénomes ; cette relation entre les inflammations chroniques et les adénomes est constante dans tous les viscères.

Cependant cette action de la bilharzia hœmatobia est loin d'être démontrée, et, d'après Leclerc, (1) dans sa thèse, la fréquence des adénomes en Egypte est loin

1. Leclerc. Thèse de Paris 1897.

d'être en rapport avec la fréquence de l'hématozoaire. Du reste, la parasite fréquent en Egypte ne s'observe pas dans nos pays, où cependant on rencontre un certain nombre d'adénomes du rectum.

Pourtant, il y a des tumeurs dont la structure histologique est analogue à celle des adénomes et qui se comportent comme des cancers. Nous ne pouvons toutefois nous rattacher à l'opinion soutenue par les auteurs allemands qui n'admettent pas l'existence de cancer à structure adénomateuse : c'est à ces tumeurs qu'ils donnent le nom d'adéno-carcinomes. Cependant il est aujourd'hui bien reconnu que les adénomes ne se comportent pas comme des tumeurs malignes.

En résumé, il faut avouer que nous ne connaissons pas les causes immédiates de cette affection. Quelques auteurs ont néanmoins incriminé l'infection préalable. Tout bien considéré, il nous semble qu'on ne peut actuellement se prononcer sur la pathogénie de l'adénome qui reste tout entière à élucider.

ANATOMIE PATHOLOGIQUE

L'étude anatomo-pathologique des adénomes rectaux comporte la description macroscopique de ces tumeurs et leur structure histologique.

Nous étudierons successivement ces deux points dont le second a été l'objet d'intéressantes recherches modernes. Mais avant de les aborder nous devrons rappeler rapidement l'histologie de la muqueuse rectale.

Nous empruntons au travail de MM. Quénu et Landel les descriptions suivantes :

Ces deux auteurs ont surtout étudié cette muqueuse dans le tiers inférieur du rectum, sur des pièces provenant d'opérations chirurgicales, puis fixées et colorées par les méthodes qui leur ont servi pour l'examen histologique des polypes. (Ils ont choisi les régions les plus éloignées de toute lésion inflammatoire ou néoplasique)

Nous ne parlerons ici que de la muqueuse à épithélium cylindrique, et nous ne décrirons que de la portion située au-dessus de la *muscularis mucosæ*, faisant seulement ressortir les détails nécessaires pour mettre en relief les modifications que subit cette muqueuse dans les adénomes du rectum.

L'épithélium cylindrique qui tapisse la surface de la muqueuse est simple et émet de nombreux culs-de-sac dans le tissu conjonctif sous-jacent, ou chorion de la muqueuse. Ces culs-de-sac sont de longueur un peu inégale, mais atteignent généralement la *muscularis mucosæ*. Ils possèdent quelquefois un petit nombre de ramifications. Leur épithélium est séparé du tissu conjonctif par une fine membrane très visible, la *membrane propre*.

Les tubes glandulaires ont dans la très grande majorité des cas, un diamètre extérieur moyen de 70 à 80 μ La hauteur de leur épithélium varie alors de 25 à 35 μ; celle-ci est donc relativement peu développée. La longueur de ces glandes est en moyenne de 600 à 650 μ; elle est donc à peu près 8 fois supérieure à leur diamètre.

On rencontre exceptionnellement des glandes beaucoup plus larges. Certaines d'entre elles ont jusqu'à 115 μ de diamètre, avec un épithélium de 40 μ et une lumière de 35 μ. Mais sur la coupe longitudinale, on voit que ces dimensions correspondent en général à des dilatations locales de la glande comme, par exemple, au niveau d'une ramification.

L'épithélium de la surface libre est un peu plus élevé ; son épaisseur est comprise entre 40 et 50 μ. Soit à la surface, soit dans les culs-de-sac, on rencontre des points où les cellules sont plus élevées (jusqu'à 90 μ) et en même temps plus étroites ; elles forment ainsi des saillies plus ou moins accentuées.

Les éléments qui constituent cet épithélium sont des

cellules à plateau et des cellules mucipares. Les cellules à plateau ont la forme de cylindres plus ou moins allongés ; tantôt elles sont jusqu'à dix fois plus hautes que larges, surtout à la surface libre ; tantôt elles deviennent presque cubiques dans certains culs-de-sac glandulaires. Les cellules mucipares varient beaucoup dans leur aspect et dans leurs dimensions. Le plus souvent, elles sont composées d'une partie supérieure élargie, contenant le mucus, et d'une partie inférieure plus étroite renfermant le noyau. Souvent le mucus est complètement séparé du noyau ; il prend alors la forme d'une portion de sphère plus ou moins volumineuse, mais toujours en rapport avec la surface libre de la cellule.

Ce mucus présente des réactions micro-chimiques très accentuées ; mais parfois la sphère muqueuse n'a plus de contours visibles, et ne prend plus qu'une teinte pâle par les réactifs, comme s'il y avait seulement des traces de mucus à l'intérieur du protoplasme.

Ordinairement le noyau des cellules mucipares ne diffère en rien de celui des cellules à plateau ; il est ovale, elliptique ou quelquefois presque sphérique, avec un réticulum chromatique se colorant mal, et un ou plusieurs petits nucléoles très nets et régulièrement arrondis. D'autres fois, il est excavé dans sa partie supérieure ; il s'aplatit perpendiculairement à son grand axe et peut offrir l'aspect d'un croissant à concavité supérieure, qui semble formé d'une masse chromatique homogène.

Toutefois, ce croissant ne s'allonge jamais beau-

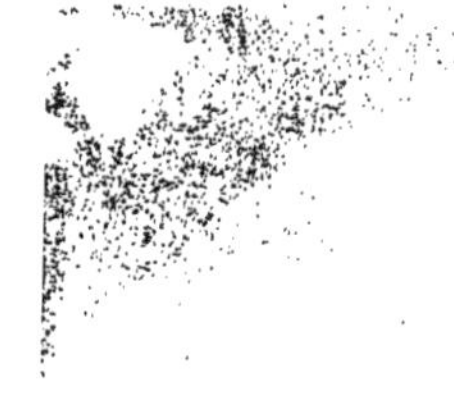

coup et garde toujours les apparences d'un noyau.

On observe, dans le voisinage de la surface, des follicules clos au niveau desquels l'épithélium ne contient plus de cellules mucipares ; il est aminci et l'on peut voir entre ses éléments une assez grande quantité de leucocytes. Ceux-ci se retrouvent d'ailleurs en moins grand nombre dans l'épithélium des autres régions de la muqueuse.

Le chorion est constitué par un tissu conjonctif lâche, fibrillaire, présentant plus ou moins distinctement l'aspect réticulé des ganglions lymphatiques. On y observe, entre les capillaires et les vaisseaux lymphatiques, des éléments cellulaires intéressants.

Ce sont : 1° quelques leucocytes jeunes, à petit noyau fortement coloré et à protoplasme peu visible ; 2° de nombreux leucocytes adultes, à noyau plus gros et moins fortement coloré, à protoplasme très développé ; 3° toute une série de leucocytes chargés de granulations diverses.

§ 1. — *Anatomie pathologique macroscopique.* — Le plus souvent, l'adénome rectal se présente sous forme d'un polype plus ou moins bien pédiculé. Ce sont ordinairement des tumeurs qui tendent à s'isoler de la muqueuse rectale, sur laquelle elles s'implantent par des prolongements de dimensions variables.

La plupart des auteurs modernes admettent que ce pédicule doit toujours exister à un moment donné de l'évolution de l'adénome. Tantôt c'est un cordon arrondi plus ou moins long et grêle, tantôt, il est large et court, si bien que la tumeur peut sembler directement appliquée sur la muqueuese dont elle dépend. Lorsque ce pédicule existe, il s'attache au centre de la tumeur ; il est blanc et assez dur. Il s'implante presque toujours, d'autre part, sur la paroi postérieure du rectum; pourtant, il peut exceptionnellement, se fixer en un point quelconque de la circonférence de l'ampoule rectale ; il s'attache sur l'intestin au-dessus du sphincter, à quelques centimètres de l'anus. Diday l'a vu se fixer à un centimètre de l'orifice anal, mais Desault l'a vu se remonter jusqu'à seize centimètres. D'après Curling, il pourrait être remonté assez haut pour qu'en intervenant par la voie anale, on ne puisse poser un fil sur ce pédicule.

Quand on essaye d'arracher la tumeur la séparation peut avoir lieu entre elle et le pédicule ou entre le pédicule et la paroi rectale. Le pédicule est ordinairement plein, mais, dit Leclerc : « Dans quelques observations son centre est creusé d'une cavité qui représente un appendice, un diverticule de la grande cavité péritonéale ».

Lorsque le pédicule existe, la tumeur prend le nom de polype. En général, la tumeur n'est reliée à la muqueuse que par un seul prolongement. Dans un cas Smith aurait observé plusieurs pédicules.

A côté de ces adénomes uniques plus ou moins bien pédiculés, il en faut citer d'autres qui sont multiples. Horand (1), dans une communication faite à la société de chirurgie de Lyon en 1897, rapporte un cas de polype multiple du rectum : « Les auteurs français,

1. Horand. Soc. de chir. Lyon, 4 nov, 1897.

dit-il, semblent ignorer l'existence de cette généralisation polypeuse dans laquelle les polypes se développent sur toute l'étendue de la muqueuse du gros intestin, depuis le cœcum jusqu'au rectum, cette lacune tient assurément à ce que les polypes multiples sont en réalité très rares chez nous, car jusque dans ces derniers temps, on ne trouve signalé que le cas de Fochier (de Lyon) qui a compté plusieurs centaines de polypes chez une jeune fille de dix-huit ans. En Allemagne, cette maladie semble au contraire assez fréquente, si on en juge par les publications dont elle a été l'objet ».

Les dimensions de la tumeur elle-même sont également variables. Tandis que chez l'enfant on se trouve généralement en présence de petites tumeurs arrondies du volume d'une noisette ou d'une cerise, le plus ordinairement, on rencontre plus souvent peut-être, chez l'adulte, des adénomes volumineux atteignant les dimensions d'une grosse noix ou même d'une mandarine. Il semble que l'implantation large et courte sur le rectum est également plus fréquente chez l'adulte que chez l'enfant.

L'aspect de la tumeur est variable : tantôt celle-ci se présente avec une coloration rouge ou violacée, tantôt au contraire, la coloration est plus pâle. Les unes ont une surface lisse et unie, les autres au contraire sont mamelonnées, granuleuses ; elles peuvent présenter des fissures qui tendent à les diviser en lobes, de sorte qu'on les a comparées à « une fraise de veau ou une grappe de raisin » (Félizet et Branca).

Dans notre observation la surface de la tumeur était ainsi tout à fait irrégulière.

Peut-être est-ce à ces variétés que l'on doit donner le nom de tumeurs villeuses (villous tumors des Anglais).

La consistance des adénomes rectaux n'est pas toujours molle, de manière que, en ce qui concerne la division des polypes d'après leur consistance, division qui pendant de longues années a servi à la classification, ne peut plus être acceptée, on admettait que le polype mou était le polype muqueux plus fréquent dans l'enfance, tandis que le polype dur serait le polype fibreux, moins rare chez l'adulte.

Comme le dit fort bien Leclerc, il suffit d'examiner les faits pour s'assurer que les polypes mous se rencontrent assez fréquemment chez l'adulte, qu'ils peuvent être volumineux et présenter un pédicule large et court, d'autre part Macferlane de Glascow, Dotzauer de Bomberg, Diday de Lyon, Kuhlbrand ont rapporté des observations de polypes durs constatés chez des enfants.

Cette consistance, on le conçoit facilement, dépendra surtout de la proportion du tissu épithélial par rapport au tissu conjonctif ; de plus, l'œdème, l'infiltration, les kystes dont nous aurons à parler tout à l'heure sont capables de modifier la consistance de la tumeur.

La plupart contiennent des granulations colorées en noir par l'acide osmique ; on les rencontre souvent entre les cellules épithéliales. D'autres, plus grands et moins nombreux renferment de gros grains possédant absolument les réactions de la mucine (méthode par la rubine S et le bleu Victioria), comme si ces leucocytes s'étaient chargés de la sécrétion des cellules mucipares ; tous possèdent un ou plusieurs noyaux. Enfin une troisième variété contient de petites granulations très nombreuses et se colorant comme la chromatine ; on y remarque deux ou trois petits noyaux arrondis et assez réguliers ; nous retrouverons souvent ces leucocytes dans les adénomes du rectum.

Remarquons, pour terminer, au sujet des follicules clos, que les leucocytes renfermés dans leur réticulum possèdent un gros noyau à contours plus ou moins irréguliers, assez pauvre en chromatine, et qu'ils sont bien différents des éléments qui constituent le tissu inflammatoire. De semblables éléments forment souvent, il est vrai, une zône plus ou moins distincte auteur des follicules clos.

§ 2. — *Anatomie pathologique microscopique.*

Au point de vue histologique, il n'y a pas lieu de séparer les adénomes de l'enfant de ceux de l'adulte ; MM. Quénu et Landel, dans leur mémoire, disent que : « Toutes les descriptions montrent qu'ils sont semblables par leur structure histologique ». Avec ces deux auteurs, nous croyons donc pouvoir décrire ensemble les adénomes de l'enfant et de l'adulte.

Nous n'essayerons pas de défendre l'ancienne division de Gosselin qui distinguait ;

1° Les polypes folliculaires ;

2° Les polypes granuleux papillaires ;

3° Les polypes charnus, fermes et lisses.

En effet, la seconde classe ne saurait être maintenue, puisque l'auteur lui-même la rattache à une hypertrophie de papilles qui n'existent pas dans la muqueuse rectale. Ce que Gosselin prenait pour des papilles hypertrophiées séparées par des fossés inter-papillaires n'est autre chose que des glandes dilatées presque au contact, simplement séparées par place par des dépressions qui répondent au tissu inter-glandulaire extrêmement réduit. Leclerc discute cette division dans sa thèse et dit : « Cette interprétation est la vraie : les glandes sont augmentées de volume, leur forme est altérée ; il s'agit d'un adénome. La deuxième forme distinguée par Gosselin rentre dans la première ».

Quant à la troisième catégorie, basée sur la consistance de la tumeur, elle ne saurait plus nous arrêter. Ne savons nous pas aujourd'hui que les adénomes sont des tumeurs épithéliales dont la consistance peut varier suivant l'importance du développement que prennent le tissu épithélial et le tissu conjonctif qui lui sert de soutien.

« En raison de toutes ces considérations, dit Leclerc, il faut chercher ailleurs une base de classification des polypes du rectum. Or, les polypes sont des tumeurs ; ces tumeurs se développent soit aux dépens de l'endoderme (Epithéliums glandulaires) soit au dépens des tissus mésodermiques (néoplasmes musculaires, fibreux etc...) Les polypes du rectum porteront donc le nom du tissu normal dont ils revêtent le type.... En général la néoformation porte sur un seul tissu, elle peut retentir sur le tissu ambiant, mais elle préside toujours à son évolution ; la tumeur est simple. Parfois, la néoformation semble porter à la fois et parallèlement sur les glandes et le tissu conjonctif : la tumeur est mixte, il s'agit d'un adéno-fibrome, par exemple ».

Nous devrons donc admettre dans l'étude des adénomes rectaux, des adénomes purs et des adénofibromes, mais cette seconde catégorie doit être rattachée à la première, car le développement du tissu conjonctif, essentiellement variable du reste, est sous la dépendance de la néoformation épithéliale qui reste la première en date.

Les adénomes du rectum sont toujours constitués par des glandes qui peuvent être plus ou moins modifiées et par du tissu conjonctif ; mais, Quénu et Landel ont bien établi que, si les proportions relatives de ces deux éléments sont variables, si comme l'ont vu certains auteurs, les glandes peuvent être réduites à quelques éléments isolés, l'élément épithélial n'en doit pas moins être considéré comme l'élément prédominant.

Les lésions histologiques portent sur la forme et la disposition des tubes glandulaires, sur l'épithélium des glandes, sur l'épithélium de la surface, enfin sur le tissu conjonctif. Nous allons envisager successivement ces diverses lésions, dans l'étude desquelles nous devrons faire plus d'un emprunt aux remarquables travaux de Branca, de Quénu et de Landel.

Les glandes du rectum paraissent d'abord augmenter de volume; leurs culs-de-sac s'allongent et souvent deviennent sinueux; enfin, et c'est là un point très remarquable, leur diamètre devient beaucoup plus grand en général et les glandes se ramifient, c'est-à-dire que le fond du tube glandulaire va donner lieu à plusieurs invaginations, de sorte que la glande en tube simple devient une glande en tube composée.

Quénu et Landel, dans les cas qu'ils ont examinés ont souvent remarqué que les cavités glandulaires étaient presque toutes closes, qu'on n'en trouvait qu'un petit nombre s'ouvrant à l'extérieur à la surface de la muqueuse. Voici comment ces auteurs interprètent ce fait :

D'une part la coupe longitudinale de ces glandes nous montre que leur longueur est toujours peu considérable relativement au diamètre du polype ; d'autre part, si nous examinons des adénomes les plus riches en tubes glandulaires, nous ne trouvons jamais sur nos coupes que deux ou trois glandes débouchant à la surface et encore ces glandes sont-elles peu profondes ; leur épithélium est toujours plus ou moins altéré et elles sont tout à fait différentes de celles qui forment le reste de la tumeur. Nous croyons volontiers d'ailleurs que dans les premières phases de développement de nos polypes, les glandes primitives aient débouché alors à l'extérieur. Dans ce cas l'embouchure de celles-ci serait vraisemblablement représentée ici par les tubes altérés qui viennent s'ouvrir à la surface tandis que les tubes clos qui forment la masse de nos tumeurs figureraient au contraire les culs-de-sac de ces glandes qui se seraient isolées par suite de leur prolifération ».

Habituellement les tubes glandulaires se disposent par petits groupes et sont séparés les uns des autres par des travées conjonctives assez minces et délicates; mais il arrive aussi assez fréquemment que ce tissu conjonctif interglandulaire soit fort peu abondant, et fasse même presque complètement défaut. Les tubes glandulaires s'adossent directement alors les uns aux autres et sur une coupe faite longitudinalement, on pourrait au premier abord prendre l'espace interglandulaire pour la cavité glandulaire (type evertens des Allemands).

Cette disposition était assez nette dans quelques points de la tumeur dont nous parlons dans notre observation inédite.

Dans la coupe longitudinale on peut voir aussi des étranglements successifs.

D'après certains auteurs, ces étranglements seraient en rapport avec une tendance à la prolifération par segmentation des tubes. Dans d'autres cas, M. Quénu a vu la paroi épithéliale se déprimer en cul-de-sac dans la lumière glandulaire, s'y pédiculiser de plus en plus jusqu'à devenir libre. On a ainsi une première lumière glandulaire limitée par son revêtement épithélial contenant un second tube de même structure. Branca qui paraît avoir vu le premier cette disposition, a vu également le fond des tubes glandulaires s'invaginer dans la lumière du tube. Enfin, on peut aussi trouver des cavités kystiques.

L'épithélium glandulaire se trouve modifié ; il présente des variations dans sa hauteur et dans sa forme ; on y observe des végétations, surtout sur les glandes qui sont moyennement dilatées. Ces végétations sont quelquefois formées simplement par des cellules plus allongées que les autres ; quelquefois au contraire elles résultent de la prédisposition de cellules entassées. Leur protoplasma n'est pas toujours très distinct et elles semblent se fusionner ; mais au contraire de ce que l'on rencontre dans les végétations cancéreuses, la quantité de protoplasma reste proportionnelle au nombre des noyaux, et ces noyaux sont plus petits qu'à l'état normal.

L'épithélium, dans les glandes peu dilatées est de hauteur variable et inégale ; cependant il est habituellement plus haut qu'à l'état normal ; les cellules s'allongent, s'étalent en éventail. Dans les kystes, au contraire, la hauteur de l'épithélium est plutôt diminuée l'épithélium a tendance à s'aplatir et peut même disparaître. Enfin, dans l'épithélium constitué par des cellules à plateau et des cellules mucipares, on note une augmentation considérable du nombre de ces dernières. Suivant M. Quénu, « c'est là un des caractères les plus constants des adénomes ». Ce point est encore intéressant, car les cellules mucipares tendent à disparaître dans les épithéliomas cylindriques du rectum.

MM. Quénu et Landel n'ont point rencontré d'une façon constante cette membrane propre à laquelle Cornil et Ranvier attachent une grande valeur.

Il faut encore remarquer qu'entre les éléments épithéliaux on trouve dans la lumière des tubes des leucocytes, surtout dans les glandes de la surface; ils sont généralement polynucléés. Quant à l'épithélium de la surface il est très modifié, les cellules en sont petites et polymorphes, difficiles à colorer. Abondant dans les anfractuosités de la tumeur, cet épithélium de revêtement fait défaut sur les points saillants où il a été détruit par les frottements.

Quant au tissu conjonctif, c'est un tissu jeune, réticulé ou fibrillaire dont la trame est assez serrée. Les cellules-filles du tissu conjonctif n'y sont pas nombreuses et on y trouve énormément d'éléments lymphatiques de tous ordres ; parfois de gros leucocytes s'amassent dans ce tissu conjonctif et simulent des follicules clos.

Ces lésions histologiques, si bien exposées par M. Quénu, sont d'autant plus intéressantes qu'elles aident à établir une limite entre l'adénome et l'épithélioma et qu'elles permettent de les distinguer entre eux.

SYMPTOMES

Les symptômes des adénomes du rectum sont tellement vagues au début de la maladie que celle-ci peut rester inaperçue assez longtemps ; le début n'est donc pas possible à préciser d'une façon certaine. Cependant il y a des symptômes qui peuvent attirer l'attention du côté du rectum d'assez bonne heure ; ces symptômes s'observent plus ordinairement chez l'adulte, tandis qu'ils font généralement défaut chez l'enfant. Ils consistent en une sensation plus ou moins vague de pesanteur et de tension du côté du périnée ; ou bien les malades accusent une sensation de besoin qu'ils ne peuvent satisfaire ; quelquefois tous ces phénomènes douloureux, ces sensations de gêne sont plutôt reportés vers la vessie que vers le rectum ; néanmoins Giraldès a vu des enfants se plaindre de démangeaisons, éprouver de la douleur pour la défécation, présenter des suintements muco-purulents par l'anus. Félizet et Branca ont cité des cas où les premiers symptômes ont été la rétention d'urine, si bien que dans un cas, ils crurent à l'existence d'un calcul vésical.

Chez l'adulte, les signes du début peuvent inversement se trouver très amoindris, Dans l'observation que nous rapportons, il a été impossible de préciser le début de la maladie ; la seule chose dont la malade se plaignait était une constipation opiniâtre qui datait de fort longtemps et qui était suivie par intervalles de débâcles. Toutefois en portant son attention sur ce point, elle reconnaissait avoir eu un peu de suintement muco-sanguinolent par l'anus, suintement qu'elle mettait volontiers sur le compte d'hémorrhoïdes dont elle avait imaginé l'existence et qui faisaient totalement défaut.

Ainsi, tout ce que l'on peut dire, c'est que le début, généralement vague, est ordinairement mieux précisé chez l'adulte que chez l'enfant, sans qu'il y ait dans cette remarque rien d'absolu.

La tumeur en est à sa période d'état et les symptômes vont prendre plus de précision. Chez l'enfant on observe de la rectorrhagie, c'est-à-dire un écoulement de sang rouge après l'évacuation des matières fécales et sans mélange avec elles. Ces hémorrhagies reviennient par intermittence, d'abord espacées, puis plus fréquentes, et cette perte de sang que les parents ne constatent souvent que par les taches de la chemise, a été plus d'une fois interprêtée comme des cas de menstruation précoce. Sans contredit, le plus constant et le meilleur des signes fonctionnels, est celui qu'on tire de la défécation ; cet acte est toujours troublé ; l'enfant demeure longtemps sur le vase, il lui semble que l'évacuation des matières n'est jamais terminée.

Un petit malade de Stolz répondait à sa mère qui le pressait d'en finir : « J'ai quelque chose qui ne veut pas tomber ».

De plus la défécation s'accompagne de pesanteur anale, de douleur lombaire, d'une sensibilité du côté du bas ventre. On aurait même signalé des douleurs à l'occasion de la marche.

Guersant, Kronemberg de Moscou avaient insisté sur la déformation du bol fécal qui présenterait une canelure sur sa face postérieure, véritable rainure creusée par le polype. Ce signe est d'abord très inconstant, et d'autre part, il peut-être produit par toutes les tumeurs du rectum; il n'y a donc pas lieu d'y insister plus longtemps.

Enfin, on peut observer du ténesme, des douleurs violentes comme dans les fissures anales, de la rétention d'urine, tous symptômes qu'on ne remarque pas fréquemment.

Bientôt l'état général de l'enfant devient mauvais, tantôt ce sont les hémorrhagies peu abondantes il est vrai qui, par leur répétition entraînent l'anémie profonde; les petits malades maigrissent; ils digèrent mal, le caractère se modifie; ils s'affaiblissent, leurs traits sont tirés et ils prennent un teint pâle et terreux.

Chez l'adulte, les signes fonctionnels sont de même ordre, mais la sensation de pesanteur, le ténesme sont ordinairement mieux appréciés. Chez lui les hémorrhagies sont mises la plupart du temps sur le compte des hémorrhoïdes ; mais il existe généralement, comme chez l'enfant du reste, un écoulement glaireux ou même muco-purulent, résultat de l'inflammation de la muqueuse rectale au voisinage de la tumeur.

Quant à l'état général, il est également susceptible

de se modifier gravement chez l'adulte. Dans notre observation, par exemple, la malade avait maigri d'une façon considérable ; elle se sentait très affaiblie et sans forces, elle avait peu d'appétit, présentait en outre une teinte cachectique, terreuse et jaunâtre qui, au premier aspect faisait immédiatement penser à une tumeur maligne. Ce fait nous paraît d'autant plus intéressant à signaler, qu'après l'intervention, comme on le verra plus loin, la teinte cachectique disparut complètement et il ne s'est pas produit jusqu'ici de récidive.

OBSERVATIONS

OBSERVATION I (Inédite). (1)

Marie C..., âgée de 65 ans, vient consulter le 15 juillet 1897, se plaignant de constipation opiniâtre et de plus en plus accentuée. En même temps elle perd par l'anus un liquide séro-sanguinolent qui prend parfois les caractères d'une petite hémorrhagie. Cet écoulement date à peu près d'un an ; dé à à cette époque la constipation était très accusée, mais moindre cependant que depuis quelques mois. Actuellement la malade ne peut aller à la selle qu'avec des remèdes et seulement tous les quatre à cinq jours. La défécation est douloureuse et la douleur s'accompagne d'un peu de ténesme vésical et d'épreintes rectales modérées. La malade se plaint en outre de maux de tête, de perte d'appétit et d'un affaiblissement général très considérable ; elle éprouve une gêne particulière pour s'asseoir et surtout pour rester assise quelques instants. Elle accuse en outre une sensation de plénitude dans le petit bassin avec pesanteur vers le périnée.

Interrogée sur ses antécédents héréditaires et personnels, la malade ne fournit aucun renseignement de quelque intérêt.

1. Due à l'obligeance du Dr R. Petit, notre ancien Aide d'Anatomie à l'École Pratique.

L'aspect général est celui d'une personne qui commence la cachexie ; la malade est amaigrie. Elle a les traits tirés ; le teint, sans être franchement jaune paille, est pâle et terreux, un peu jaunâtre, sans ictère.

A l'examen de l'appareil respiratoire on ne trouve aucune lésion sinon un peu d'emphysème pulmonaire des deux côtés, avec expiration prolongée, mais sans râles fins ni phénomènes de congestion aux bases. Le cœur est normal. A l'examen de l'abdomen, le foie et la rate paraissent ne présenter aucune modification. Le palper décèle seulement la présence de scybales dans la portion terminale du gros intestin. Au toucher rectal, après avoir constaté l'existence de quelques marisques à l'orifice anal, on sent une tumeur à surface mollasse reposant sur un plan profond plus ferme ; cette tumeur est distante de l'anus d'environ 5 à 6 centimètres en suivant la face postérieure du rectum. Elle s'étend presque circulairement vers la face antérieure mais ne forme pourtant pas l'anneau complet ; elle est en fer à cheval à convexité postérieure plus élevée que les deux extrémités antérieures. Sa hauteur est de quatre centimètres et demi et le doigt a peine à dépasser sa limite supérieure.

Le 20 juillet. — Opération. L'anus est dilaté fortement avec le spéculum. On découvre et on saisit la tumeur avec une pince et par des tractions progressives on l'amène vers l'extérieur ; mais sa descente ne peut être complète ; les ciseaux guidés par le doigt sectionnent la muqueuse au-dessus de la partie supérieure ; au fur et à mesure des pinces sont placées pour repérer cette muqueuse.

Lorsque le pourtour supérieur de la tumeur est libéré

on sectionne sans difficulté son pourtour inférieur et l'on constate alors que la presque totalité de la circonférence du rectum a été intéressée, mais qu'il est possible cependant de rapprocher les deux bouts. On fait alors un surjet, d'ailleurs difficile à réaliser à cause de la rétraction de la muqueuse, qui obligea à conduire l'aiguille sur le doigt. La suture terminée, le calibre du rectum ne paraît guère diminué. On place un gros drain rectal pour évacuer les gaz et les matières, et on l'entoure au niveau de la suture avec de la gaze iodoformée. Les suites opératoires furent des plus simples ; il n'y eut pas d'élévation de température. Le drain et la mèche furent retirés le sixième jour. A partir de ce moment, les selles furent normales, la malade se sentit très soulagée, et bientôt elle engraissa ; son teint perdit la coloration jaune et terreuse.

Examen histologique de la tumeur. — L'examen a porté sur un fragment de la tumeur prélevé près du point où celle-ci se continuait avec la muqueuse rectale. Après fixation au sublimé acide et durcissement à l'alcool, les coupes ont été colorées simplement à l'hématoxyline et à l'éosine.

Avec un faible grossissement, la coupe montre une hypertrophie considérable des culs-de-sac glandulaires. Les tubes sont allongés ; ils sont augmentés comme diamètre ; ils ont pris des formes contournées et sinueuses.

La plupart de ces tubes sont complètement clos, et on n'en voit qu'un très petit nombre s'ouvrir à la surface de la tumeur. Dans la profondeur, ces tubes ne pénètrent point les couches sous-jacentes. Le derme muqueux n'est pas envahi par les éléments épithéliaux.

De ces tubes glandulaires fermés, quelques-uns sont très dilatés et forment des cavités presque sphériques donnant l'apparence de kystes. D'autres présentent des étranglements et des dilatations successives qui donnent un aspect moniliforme. Ces tubes glandulaires sont ramifiés.

Ils sont séparés les uns des autres par des traînées connectives assez minces et assez riches en cellules conjonctives. En certains points le tissu intertubulaire est très raréfié et disparaît même, de sorte que les tubes s'adossent directement l'un à l'autre et rappellent le type « Evertens » décrit par les auteurs allemands dans ce qu'ils appellent l'adénome malin. Les tubes sont tapissés de cellules épithéliales cylindriques et caliciformes, entre lesquelles on trouve par places des globules blancs migrateurs En certains points, on voit des amas de cellules embryonnaires et des globules blancs ébauchant les formes analogues à celles des follicules clos ; mais ils sont peu nombreux.

La surface de la tumeur est très sinueuse ; elle est presque uniformément revêtue d'épithélium. Celui-ci est constant dans le fond des sinuosités et manque par endroits au point culminant des saillies les plus élevées.

Quant au derme muqueux, il est un peu épaissi ; on y voit des vaisseaux légèrement sclérosés çà et là des foyers d'infiltration de cellules embryonnaires, mais ils sont peu nombreux et en aucun point du derme on ne trouve de formations épithéliales.

Il s'agit donc d'un adénome du rectum.

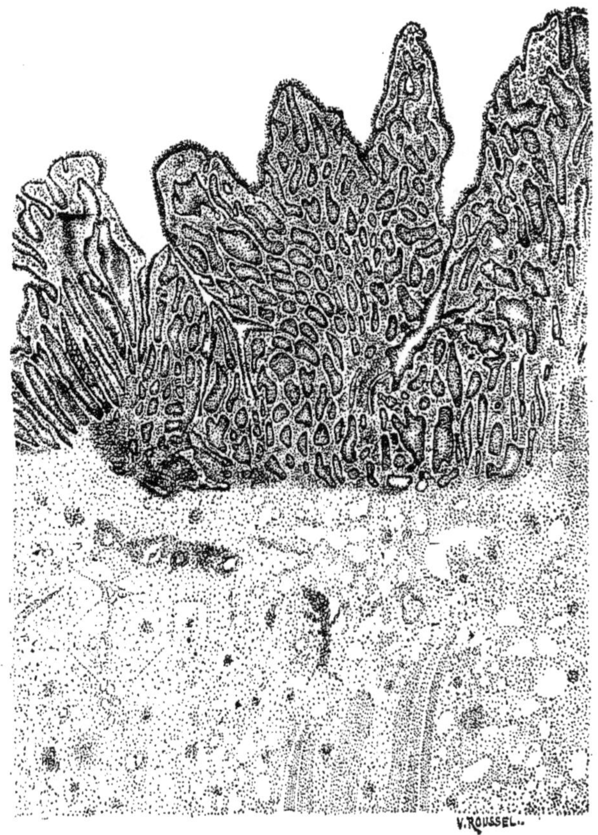

Coupe faite au voisinage du point d'insertion de la tumeur sur la muqueuse rectale. On remarque le petit nombre des glandes ouvertes à la surface; la dilatation kystique de quelques glandes ; l'aspect moniliforme en d'autres points et l'altération de l'épithélium de revêtement.

La malade alla très bien pendant un an ; puis, ressentant encore quelques troubles dans la défécation et ayant de nouveau perdu un peu de sang, elle revint consulter, bien qu'elle eût conservé un aspect extérieur excellent.

Au toucher, on sent d'abord la cicatrice de la première

opération ; elle ne présente rien d'anormal ; mais à 1 ou 2 centimètres au-dessus, on perçoit une série de petites tumeurs du volume d'une noix à celui d'un haricot, les unes pédiculées, les autres sessiles et remontant au-delà de la limite accessible au toucher.

Le 1er octobre 1900. — On abordait le rectum par la voie sacrée, et après l'avoir ouvert longitudinalement, on put extirper aux ciseaux une série de huit ou dix polypes présentant les mêmes caractères extérieurs que celui de la première intervention, mais beaucoup plus petits. Après avoir placé un point de suture au niveau de la section des pédicules les plus larges pour arrêter l'hémorrhagie, on sutura l'incision rectale. Chemin faisant, deux petits ganglions rencontrés le long de la face postérieure du rectum furent enlevés.

Sutures superficielles.

La réunion eut lieu par première intention ; la malade se leva le quatorzième jour. Depuis cette époque, sa santé est restée excellente ; elle a été réexaminée récemment et le toucher comme le palper n'ont permis de rien percevoir d'anormal. La malade n'accuse d'ailleurs aucun symptôme particulier.

OBSERVATION II

(*In* thèse de Boh, Paris, 1877).

M I... , 28 ans, cultivateur, père de famille, entre a l'hôpital de Gand le 16 novembre 1836 avec de violentes douleurs dans le ventre, ténesmes fréquents et très douloureux chaque fois qu'il va à la garde-robe.

Une tumeur dure et de la grosseur du poing, bleuâtre et de la forme du rein franchit l'anus et rentre dans le rectum après l'évacuation. Voilà 6 mois que cette tumeur sortit pour la première fois. Deux ans auparavant, M. I.... avait continuellement souffert dans le ventre, tantôt constipation opiniâtre, tantôt diarrhée rebelle. Il indiquait alors un symptôme singulier, une boule qu'il sentait rouler dans le bas du dos.

Il sent maintenant ce corps descendre vers l'anus et sortir par les efforts de défécation.

M. le Professeur Kluyskens fait le diagnostic de polype du rectum et propose au malade de lui enlever sa tumeur. Comme la base de celle-ci était très large, il essaya de la détacher de la paroi intestinale à l'aide du doigt indicateur ; il le fit sans peine, et continua à promener le doigt circulairement jusqu'à ce qu'il éprouvât de la difficulté par la résistance que présentait le pédicule, qui semblait prendre racine dans la tunique musculaire de l'intestin. Il fait alors appliquer une ligature sur le pédicule et le divise avec des ciseaux. Pas d'hémorrhagie ; il coupe les extrémités du fil à une distance convenable et l'intestin rentra ; tampon et bandage en T. La tumeur pèse 5 onces, la texture en est fibreuse. Cinq à six heures après l'opération : douleurs abdominales, ventre ballonné, très douloureux à la pression et au toucher, cataplasmes. Le lendemain matin le facies est grippé, le pouls est filiforme ; sueur froide. Un lavement lui fait rendre des matières mélangées à du sang d'une infecte odeur. Mort à 6 heures du soir, 36 heures après l'opération.

Autopsie. — A l'ouverture de l'abdomen une odeur de

gangrène s'échappe. Le gros intestin est très distendu; on voit dans le flanc et la fosse iliaque gauche du sang noir et fétide mélangé avec des matières stercorales. On trouve l'issue par laquelle ces matières sont sorties dans le sac péritonéal, à la fin du colon lombaire gauche au dessus de l'os iliaque. Le polype s'était développé en cet endroit, On enleva une partie du gros intestin, du colon descendant jusqu'au rectum et l'anus compris.

En incisant, on trouva cette partie pleine de sang noir, épais et à odeur stercorale. Le polype se trouvait fixé au dessus de l'os iliaque à une profondeur de 20 pouces; la paroi intestinale amincie autour du pédicule expliquait bien la déchirure qui s'était produite.

OBSERVATION III

(*Bull. de la soc. anat. de Paris*, 1872).

Un garçon de 12 ans avait une tumeur polypeuse de la forme et du volume d'une grosse cerise; elle fut extirpée à l'aide d'un fil placé autour du pédicule et examinée. Des coupes montrèrent au milieu d'une trame grise, molle, des îlots jaunâtres et des petits kystes remplis de matière muqueuse presque transparente.

Par la pression et le grattage on obtient un suc analogue.

L'examen microscopique décèle la présence de cellules caliciformes, de globules arrondis et granulés, et de plus quelques débris de culs-de-sac glandulaires tapissés d'un épithélium analogue à celui obtenu par le raclage. Placée dans l'alcool, la tumeur se durcit en quelques jours et des coupes fines montrent la structure de l'adénôme à cellules cylindriques. Sur chaque coupe, en effet, on remarque un grand nombre de tubes tapissés d'un épithélium caliciforme.

L'épithélioma tubulé à cellules cylindriques pourrait rappeler l'adénôme dont nous venons de parler, mais il n'y a que des analogies lointaines. En effet, la disposition régulière des tubes glandulaires, l'uniformité de leur calibre, la présence de petits kystes, la forme pédiculée de la tumeur, sa délimitation aux parties superficielles, l'absence d'adénite inguinale, sont bien suffisants pour rejeter l'idée d'une tumeur maligne.

Si l'on se rappelle bien la structure des culs-de-sac glandulaires de l'intestin, on verra qu'il s'agit dans le cas qui nous occupe, d'une hypertrophie des glandes tubulées du rectum qui après, avoir séjourné dans l'intestin, ont fini par se faire jour au dehors sous forme d'une tumeur pédiculée.

OBSERVATION IV

Lyon Médical, tome VIII, p. 366, 1873.

Antoinette Ch.., 18 ans, est entré à l'hôpital de la Croix-Rouge, Lyon, septembre 1873. A l'âge de 12 ans, quelques mois après la première menstruation, cette jeune fille, en allant à la selle remarqua une masse volumineuse qui sortit pendant les efforts de la défécation ; à chaque nouvelle selle, les excréments étaient plus ou moins ensanglantés, la tumeur faisant hernie, mais elle rentrait spontanément. La tumeur devenant beaucoup plus volumineuse, il fallut la réduire avec la main ; la douleur et la quantité de sang ont augmenté progressivement. La menstruation devint irrégulière (2 à 8 mois sans être réglée). A son entrée, bonne constitution, mais symptômes d'anémie profonde, la tumeur qui fait saillie à travers l'anus par les efforts de la défécation présente le volume du poing.

En essuyant les mucosités et les caillots, on la voit formée par la muqueuse rectale en prolapsus sur les quatre cinquièmes postérieurs de la circonférence de l'intestin. Cette muqueuse est recouverte de tumeurs du volume d'une lentille à celui d'une petite noix. Les plus grandes piriformes, pédiculées, molles, recouvertes d'une couche muqueuse continue, saignant facilement. Pédicule mince : les plus petites d'autant plus sessiles qu'elles sont moins développées: impossible de découvrir un point de la muqueuse qui ne présente des mamelons correspondant au premier stade de développement. Les tumeurs pédiculées sont au nombre de vingt au moins; les autres, beaucoup plus nombreuses. Deux doigts introduits dans le rectum sentent que la muqueuse a subi la même dégénérescence et ne peuvent atteindre la limite supérieure de cette dégénérescence.

Les tumeurs sont plus nombreuses à la paroi postérieure.

Dans une première séance, voulant éviter une hémorrhagie, après avoir anesthésié le malade, je fis la ligature de la totalité du prolapsus, en en divisant la base en cinq pédicules par autant d'anses de fils. J'excisai la plus grande partie de la tumeur et je laissai se réduire les ligatures. Les douleurs ne furent pas très vives. Le lendemain on fit des lavages détersifs et désinfectants dans le rectum ; la malade, avec du fer et un bon régime, revint bientôt à un état général très satisfaisant. En 1874, elle revint dans le service. Au toucher, on atteint avec deux doigts dans la partie la plus profonde du rectum une muqueuse lisse, ne présentant ni polypes ni mamelons, mais quelques tumeurs sessiles qui furent arrachées avec les ongles.

En faisant une coupe sur les fins bourgeonnements de la muqueuse, on s'assurait que la glande en tube était le premier élément atteint, et que secondairement le tissu conjonctif ou adénoïde péri-glandulaire se mettait à s'hypertrophier, mais que, cependant, le polype glandulaire du rectum méritait bien le nom d'adénome.

OBSERVATION V

(*In* thèse de Boh, Paris, 1877).

La malade atteinte du polype du rectum représenté dans notre planche, était pensionnaire à la maison de retraite d'Issy et souffrait depuis longtemps de coliques avec rétention des matières fécales. Le Dr Benjamin Anger alors à la maison d'Issy l'ayant examinée par le toucher rectal constata à la partie inférieure du rectum l'existence d'une tumeur ayant le volume d'une mandarine sphérique, mûriforme, insérée par un pédicule qui avait le volume du petit doigt à la partie postérieure de l'ampoule rectale.

En portant le doigt autour du pédicule, il était facile d'abaisser la tumeur et la tirer facilement à l'extérieur.

Le Dr Benjamin Anger ayant saisi la tumeur de la main gauche et l'ayant abaissée, pratiqua avec des ciseaux courbes l'excision du pédicule à son insertion au rectum. La tumeur extraite présentait à la coupe une coloration rougeâtre bien représentée dans la planche. Elle présentait une faible densité et se déchirait facilement. Elle avait à l'œil nu quelque chose de l'apparence des tumeurs adénoïdes du voile du palais.

L'examen microscopique ne fut pas pratiqué.

Le soir une hémorrhagie se déclara, et la malade expulsa par l'anus, une quantité assez considérable de sang liquide et de caillots pour que les personnes qui donnaient des soins, pussent concevoir des inquiétudes : mais cette hémorrhagie secondaire s'arrêta spontanément et la guérison fut obtenue dans l'espace de quelques jours.

OBSERVATION VI

(*In* Thèse de Boh. Paris 1877).

Mme Eugénie Blot, journalière, mariée, âgée de 34 ans, entre à l'hôpital avec une diarrhée chronique datant de quelque temps, et contre laquelle tout avait échoué. Placée dans un service de médecine, on lui fit suivre un traitement interne, lequel n'amena aucune amélioration de son état. Elle passe alors en chirurgie. Le 15 avril 1845 se manifestent les premières attaques : pesanteur au fondement, douleurs vives s'irradiant vers les reins et le haut des cuisses, d'abord faibles et intermittentes puis compliquées de coliques et ténesme. Les douleurs deviennent continues. Vers le 15 septembre survint une diarrhée qui ne cesse pas.

Ce qui frappa tout d'abord dans l'aspect de la malade, c'est un grand état de faiblesse, pâleur qui explique les troubles fonctionnels des dernières voies dont elle est atteinte depuis deux mois environ. Toutes les autres fonctions s'exécutent très régulièrement. L'appétit est bon.

Rien n'accuse le vice scrofuleux ou syphilitique ; d'ailleurs aucun antécédent. La marche lente de la maladie, l'inefficatité absolue des traitements médicaux me firent explorer le rectum. Le toucher me fit découvrir, à 7 ou 8 centimètres au-dessus de l'anus, une tumeur de la forme et de la grosseur d'une noix, tumeur lisse, assez dure et résistante, complètement irréductible, insensible à la pression mais non pas aux tiraillements, attachée à la paroi gauche de l'intestin par un pédicule court et assez épais.

Je me préparai à exciser la tumeur, après toutefois en avoir lié le pédicule, en en explorant les attaches avec beaucoup de précaution. Un léger déchirement se fit sentir, quelques gouttes de sang parurent à l'anus, la tumeur était sentie mobile sous le doigt, quelques efforts auxquels se livra la femme l'amenèrent au dehors. Elle était oblongue mamelonnée, blanc rosé et recouverte d'une membrane fine, vasculaire.

Vers la moitié de la base, le pédicule était cassé, la texture de la tumeur était fibreuse, elle ressemblait au thymus. Au bout d'un mois, la malade sort guérie, le 11 janvier 1846. Vers le 27 janvier de la même année, elle revient, et le toucher rectal fait reconnaître une nouvelle tumeur, mais un peu plus grosse. Elle est extirpée et il survient une hémorrhagie assez considérable pour pratiquer le tamponnement. Cette tumeur est identique à la première.

OBSERVATION VII

(M. Horand. *Soc. de chir. de Lyon*, 4 nov. 1897).

Au mois de décembre 1895, Mme C... des environs de Lyon, me présente sa fille atteinte d'un écoulement anal.

Cette jeune fille, âgée de 15 ans et demi, non encore réglée, anémique et d'un tempérament nerveux, se plaint, quand on l'interroge, d'un écoulement anal continu, abondant, qui constitue pour elle une véritable infirmité.

Elle prétend que cet écoulement date de sept ans et avait succédé à une constipation opiniâtre. Loin de diminuer, il va, dit-elle, toujours en augmentant, à tel point que, jour et nuit, son linge est constamment souillé. En outre, elle souffre en marchant et peut à peine s'asseoir. Enfin, chaque fois qu'elle va à la selle le rectum sort et elle a de plus en plus de la peine pour le faire rentrer.

L'examen de la malade révèle des désordres sérieux du côté de la région anale.

Tout autour de l'anus la peau est rouge, enflammée et excoriée. Un liquide sanieux mélangé de matières fécales s'écoule par l'orifice anal qui est largement ouvert. La muqueuse offre un bord déchiré, irrégulier, de telle sorte que la première impression que l'on éprouve en présence de semblables lésions est celle d'un traumatisme de cette région.

En effet, l'aspect de la région anale de cette enfant rappelle tout à fait ce que l'on voit chez certaines prostituées, amenées aux Chazeaux par la police.

Mais la ressemblance seule est la même ; quant à la cause des lésions elle est bien différente chez la petite malade.

Pour établir un diagnostic ferme il est nécessaire de pratiquer le toucher rectal, ce que je me promis de faire aussitôt que les accidents inflammatoires auraient disparu.

Je me bornai, lors de cette première visite, à recommander des lavages extérieurs fréquents, ainsi que des irrigations rectales avec une solution boriquée chaude à 40 0/0, et je recommandai d'introduire tous les soirs dans le rectum un crayon à l'iodoforme.

Au bout de quinze jours on me ramène la petite malade Elle se trouve sensiblement soulagée, l'irritation ayant disparu et l'écoulement diminué d'abondance. Toutefois, l'anus est toujours largement ouvert, et la muqueuse fait hernie chaque fois que la malade va à la selle. Afin de faire un examen plus complet, je conseille, cette fois à la mère, de laisser sa fille quelques jours à Lyon.

23 janvier 1896. — On fait prendre à la petite malade un lavement d'eau bouillie, lavement qu'elle ne peut garder et rend aussitôt, mais en même temps, la muqueuse rectale fait hernie et se présente en dehors de l'anus sous forme d'un paquet rouge, du volume d'une grosse

orange, lobulée à la manière d'une grappe de raisin.

Il est facile de voir qu'il ne s'agit pas d'hémorrhoïdes, mais de tumeurs multiples, implantées à la surface de la muqueuse. Leur volume varie depuis celui d'un gros haricot jusqu'à celui d'une amande. Elles sont tellement nombreuses qu'il est impossible de les compter. Pour la plupart pédiculées, elles sont molles et saignent facilement.

Si l'on introduit le doigt dans le rectum, on sent qu'il existe de ces tumeurs sur toute la surface de la muqueuse rectale et cela aussi haut que le doigt peut atteindre. Il est donc impossible d'indiquer à quelle hauteur cesse cette prolifération polypeuse.

Après cet examen qui permettait de conclure à des polypes multiples, ou, mieux, à une prolifération polypeuse de la muqueuse rectale, une opération me parut nécessaire, non pas avec l'espoir de débarrasser la malade de toutes ces tumeurs, car un grand nombre était certainement inaccessible, mais afin d'enlever toutes celles qui pouvaient gêner les fonctions du sphincter anal et qui faisaient hernie au moment des selles.

24 janvier 1896. — On fait prendre, comme la veille, un lavement d'eau bouillie, lavement qui provoque l'issue de la muqueuse rectale, recouverte de polypes.

Après un lavage à l'eau boriquée aussi chaude que possible, je divise les tumeurs en six faisceaux que j'étrangle à la base avec de la gaze antiseptique serrée aussi fortement que possible.

Au fur et à mesure que je serre, plusieurs tumeurs se détachent, mais, néanmoins, il n'y a pas d'hémorrhagie.

Puis, avec le doigt, je cherche à énucléer les tumeurs que je puis atteindre, mais sans succès.

Ces opérations sont peu douloureuses et supportées par la malade, sans anesthésie.

On termine par une irrigation d'eau boriquée chaude et on saupoudre les polypes liés, avec de la poudre d'iodoforme, puis on réduit la muqueuse rectale.

25 janvier 1896. — La malade a eu, pendant toute la journée d'hier, un ténesme rectal très douloureux et une grande agitation, mais pas d'hémorrhagie, seulement un suintement séro-sanguinolent.

Le ténesme a eté combattu au moyen de morceaux de glace introduits dans le rectum et renouvelés souvent. De plus, la malade a pris 40 centigrammes de sulfate de quinine et une potion avec un peu de sirop diacode pour calmer son agitation.

26 janvier 1896. — Le ténesme a complètement cessé. On fait, matin et soir, une irrigation rectale avec une solution boriquée chaude qui entraîne des débris de polypes et des matières fécales.

4 février 1896. — Le ténesme n'a pas reparu. Pas de fièvre. Bon appétit.

La plupart des polypes liés sont tombés. L'écoulement anal a beaucoup diminué. La muqueuse rectale sort à peine lorsque la malade rend ses irrigations. L'état local est donc sensiblement amélioré.

La malade quitte Lyon.

Je n'avais pas eu de nouvelles de mon opérée depuis le 4 février, lorsque le 29 février 1896, je suis appelé, par dépêche, auprès d'elle, par le confrère qui lui donne habituellement des soins.

La petite malade avait été prise dans la journée d'accidents faisant craindre une péritonite grave : nausées, vomissementsbilieux, ballonnement et sensibilité du ventre,pouls petit, faible, irrégulier, température rectale : 38°,2 à huit heures du soir, mains froides, langue rouge avec des traces de muguet, selles abondantes noirâtres et renfermant des débris de polypes (la malade avait pris 0,gr. 10 de calomel dans la journée).

Malgré ces symptômes alarmants, le facies de la malade est bon et paraît rassurant.

Localementl'anusest resserré,l'écoulementpeu abondant.

Vin de Champagne, onctions sur le ventre avec de la pommade mercurielle belladonée, cataplasmes de farine de lin, lavements d'eau bouillie aussi chaude que possible.

Les jours suivants les accidents se calment et, pendant plusieurs mois, je n'ai plus de nouvelles de la malade. C'est seulement le 11 juillet 1896 que j'apprends que son état est à peu près comme avant l'opération. Le rectum sort toujours, la diarrhée et l'écoulement persistent. La malade n'a pas maigri et les symptômes de péritonite, après avoir cessé, n'ont pas reparu.

Depuis cette époque j'ignore, ce qui s'est passé et je le regrette, car il eût été intéressant de pouvoir compléter cette observation.

En résumé, c'est là un cas rare de polypes multiples du rectum ou, plus exactement, de prolifération polypeuse de la muqueuse rectale chez un sujet jeune du sexe féminin, et ayant débuté par de la constipation.

Quant à la nature des tumeurs, l'examen microscopique a montré qu'il s'agissait d'*adénomes*.

Elles sont constituées, en effet, par : 1° du tissu fibreux en grande quantité ; 2° des glandes hypertrophiées ; 3° quelques dilatations kystiques ; 4° une hypertrophie de la couche glandulaire.

OBSERVATIONS VIII (résumées).

Rotter. Réunion libve des chirurgiens de Berlin, séance du 13 juin 1898

Trois cas de polypose du rectum ont été observés par M. Rotter.

Le premier cas a trait à un homme âgé de 32 ans qui portait au niveau de l'anus une 1re série de polypes procidents. Ils furent enlevés dans une intervention, mais au bout de peu de temps, il en apparut de nouveaux. Comme le malade présentait un écoulement rectal abondant et se plaignait de douleurs et de ténesme de ce côté, M. Rotter fit une laparotomie exploratrice. L'abdomen ouvert, il put s'assurer que tout l'intestin depuis le cœcum jusqu'au rectum était rempli de petites tumeurs polypeuses. Devant l'étendue des lésions, l'auteur aboucha l'extrémité de l'iléon dans la partie inférieure du rectum après avoir débarrassé celui-ci des polypes qu'il contenait. Il y eut une amélioration passagère, le malade mourut cependant dans le marasme bientôt après.

Le deuxième malade de Rotter s'est présenté dans des conditions analogues ; son histoire était en quelque sorte calquée sur la précédente ; au moment de la publication, ce sujet était encore en traitement.

Le troisième cas de M. Rotter est celui d'une femme de 3I ans, qui entre à l'hôpital pour un prolapsus du rectum qui date de neuf mois. Depuis cette époque la malade a de la diarrhée et des sécrétions rectales profuses. En examinant cette malade, l'auteur s'aperçut que le prolapsus n'était qu'apparent : la partie prolabée n'était point constituée par la muqueuse, mais bien par les polypes du rectum. Par le toucher rectal, on reconnaissait en outre une tumeur irrégulière remontant assez haut pour que le doigt n'en put atteindre les limites supérieures.

Après avoir enlevé les polypes l'auteur pratiqua la laparotomie et put s'assurer que la tumeur qu'il avait sentie par le toucher rectal remontait jusqu'au niveau du tiers supérieur du rectum. M. Rotter enleva cette tumeur et extirpa en même temps un certain nombre de polypes qui se trouvaient dans l'S iliaque.

Trois mois plus tard, la tumeur se reproduisit. Comme elle était inopérable Rotter se contenta de l'abraser à la curette ; le néoplasme se reproduisit encore. Après plusieurs autres curetages, la malade sortit de l'hôpital, elle y revient trois mois plus tard, et l'on put constater que la tumeur avait complètement disparu.

OBSERVATION IX

(Polypes multiples du rectum).
(Dr Smith Wards. *Saint Bartholomew's Hospital reports* ; vol. XXXII, 1896, p. 19).

Arthur E... admis à Harley Ward le 21 septembre 1895 dans le service de M. Smith pour polypes multiples du rectum.

Historique. — Entré à Rahere Ward en octobre 1890, ayant éprouvé quatre ans auparavant de la difficulté à la défécation et ayant eu des selles sanguinolentes ; neuf mois auparavant, une masse de la grosseur d'une cerise avait été rendue.

A l'examen, lorsque le malade fait un effort, on voit sortir une masse de la grosseur du poing formée de la muqueuse du rectum, parsemée de nombreux polypes, de volume variant de celui d'un pois à celui d'une framboise.

Un certain nombre d'entre eux furent enlevés par excision, après qu'une ligature eût été appliquée sur leurs pédicules. Le malade sortit de l'hôpital après disparition de tout symptôme.

En octobre 1893, le malade fut admis de nouveau (Henry Ward) parce qu'un an après son opération à Rahere il avait présenté de nouveau de la douleur et des hémorrhagies après la défécation et un prolapsus de la muqueuse avec polypes.

A l'examen, un grand nombre de polypes mous, friables et pédiculés furent découverts sortant de la muqueuse, laquelle, dans tout l'espace où le doigt pouvait l'explorer, n'était nulle part exempte de cette affection. Le toucher pratiqué avec douceur n'amenait aucune hémorrhagie.

Sous le chloroforme, avec le spéculum, on voyait la muqueuse parsemée de polypes rouge foncé mesurant un volume d'un pois à celui d'une bille ; l'hémorrhagie était insignifiante. Deux ou trois des plus gros et des plus mobiles furent extirpés. Le malade sortit de l'hôpital débarrassé des symptômes : douleur et hémorrhagie à la défécation.

Le malade fut examiné de nouveau à « tout patient apartinent » un an après l'intervention. Tous les anciens symptômes avaient reparu. Il refusa d'entrer de nouveau à l'hôpital. Depuis cette époque, son état a toujours empiré. Par moments la douleur est plus forte et l'hémorrhagie plus grave.

Maintenant il rentre à l'hôpital pour y suivre un nouveau traitement.

Historique de la famille. — Sa mère a souffert de la même maladie ; polypes de même nature (adénoïdes).

Fut opérée à 19 ans à l'hôpital de Londres et de nouveau à 21 ans, au même hôpital. Se marie à 22 ans. A 28 vit reparaître l'ancienne maladie. Mourut de phtisie à 29 ans.

Le 22 septembre. — Le malade fut examiné sous le chloroforme ; on pouvait sentir avec le doigt un grand nombre de polypes de volume variant de celui d'un pois à celui d'une fraise de moyenne taille.

L'affection s'étendait au-delà de la surface que le doigt pouvait atteindre. En employant le spéculum on vit un grand nombre de polypes fixés par leurs pédicules à la muqueuse, d'une couleur rouge foncé et recouverts en grande partie de mucus. Ils étaient par leur apparence et leurs formes à des fraises mûres cueillies sous la pluie depuis un ou deux jours. Hémorrhagie assez considérable à l'examen.

2 octobre. — Le chloroforme fut administré à l'amphithéâtre. Le spéculum introduit; un effort fit sortir un peu de la muqueuse avec une large masse de polypes. Environ quinze d'entre eux des plus gros furent ligaturés avec de la soie et coupés avec des ciseaux. Ils mesuraient le volume d'une noix à celui d'un haricot. Un d'eux ayant été excisé sans ligature, le pédicule commença à donner lieu à une hémorrhagie assez importante.

Le pédicule fut saisi et ligaturé. A cette exception près aucune hémorrhagie ne se produisit. La membrane, la muqueuse prolabée furent rentrées dans l'anus. Aucun tamponnement ne fut fait. Une compresse de gaze iodoformée fut fixée sur l'anus par un bandage en T.

Le bandage ne fut pas levé pendant 48 heures; pendant la semaine qui suivit, le rectum fut lavé chaque jour à l'eau boriquée au moyen d'une sonde à double courant. Le malade alla à la selle le quatrième jour sans douleur et sans hémorrhagie. Les ligatures tombèrent le VIe et le VIIe jour. Le malade sortit en octobre complètement débarrassé de douleurs et d'hémorrhagies et dans un état de santé et d'aspect général bien meilleur.

OBSERVATION X

J. Schwabb. *Semaine médicale*, 21 août 1897.

Il s'agit d'une jeune fille de dix-huit ans, chez laquelle on avait observé de tout temps une prédisposition à la diarrhée. A une certaine époque, elle s'aperçut que ses garde-robes renfermaient du sang et des mucosités. Elle se fit admettre à la clinique chirurgicale, où l'on reconnut que la muqueuse rectale était recouverte dans toute son étendue de petites villosités et d'excroissances polypoïdes.

M. Czerny posa le diagnostic de proctite et de colite polypeuse, et fit un curettage de la muqueuse rectale suivi d'un tamponnement à la gaze iodoformée. Les symptômes s'amendèrent pendant quelque temps. La patiente quitta le service pour s'y représenter au bout de trois semaines. On ne constata pas de récidive locale. L'usage de lavements à l'huile salicylée et d'irrigations avec de l'eau légèrement additionnée de perchlorure de fer, ainsi que l'administration de salicylate de bismuth et de baume de copahu, produisirent une nouvelle amélioration. Mais les renseignements fournis par la malade une année plus tard permettent cependant de supposer qu'il s'est produit une récidive complète.

L'examen histologique des polypes extirpés lors du curettage du rectum a montré qu'on se trouvait en présence d'une prolifération de nature absolument bénigne.

M. Czerny se décide alors à pratiquer une laparatomie exploratrice. Il fait une incision de 14 centimètres de longueur au niveau de la partie gauche de la région hypogastrique. L'épiploon se montre très riche en tissu adipeux de même que les appendices épiploïques. L'iliaque est largement adhérent, la paroi du côlon descendant offre un épaississement considérable. N'ayant point trouvé d'exsudat, M. Czerny ferme la plaie abdominale. A la suite de l'opération, le malade rend de copieuses selles noirâtres contenant du sang, puis il succombe deux jours après l'intervention.

A l'autopsie on reconnaît qu'il ne s'agissait point de tuberculose, mais d'une dégénérescence polypeuse de la muqueuse du gros intestin tout entier, depuis le cœcum jusqu'au rectum. Les excroissances polypeuses sont surtout nombreuses dans l'iliaque. Leur volume varie depuis les dimensions d'une tête d'épingle jusqu'à celles d'un petit pois. Elles sont en partie hypérémiées ou présentent une coloration hémorrhagique. On trouve en outre deux rétrécissements cicatriciels, dont l'un siège entre les côlon ascendant et transverse, l'autre dans le côlon descendant. Il est impossible de découvrir la moindre ulcération.

L'examen histologique révèle une hypertrophie considérable de toutes les couches de l'intestin, notamment du tissu adipeux sous-séreux. Quant à la muqueuse, les follicules lymphatiques, quoique augmentés de volume, offrent une structure normale.

Les glandes s'enfoncent profondément dans la muqueuse et présentent des ramifications, mais nulle part on ne constate de dégénérescence maligne.

Les caractères histologiques des polypes sont les suivants : à leur sommet, la couche épithéliale est très amincie, sinon entièrement détruite; le stratum sous-jacent se compose de cellules rondes et rappelle la structure des follicules lymphoïdes ; le reste de ces excroissances polypoïdes se compose de vaisseaux entourés d'un tissu conjonctif en état d'infiltration globocellulaire.

OBSERVATION XI

(J. Schwab. *Semaine médicale*, 21 août 1897).

Homme de trente-sept ans, dont les commémoratifs n'offrent rien de particulier à considérer, sauf de légers troubles hémorrhoïdaires dont l'existence remonte à une quinzaine d'années. Quelques mois avant son entrée à la clinique, cette homme est atteint d'hémorrhagies intestinales violentes. suivies de diarrhée, de météorisme et d'un amaigrissement rapide. Lors de son admission dans le service de M. Czerny, voici quel est l'état du malade : il paraît extrêmement débilité, son pouls très faible, bat 110 fois par minute. L'abdomen offre un certain degré de ballonnement et l'on perçoit à la palpation une résistance confuse ainsi qu'une légère sensibilité.

Le foie est augmenté de volume, mais la rate est normale.

A l'inspection de l'anus, on découvre une tumeur hémorrhoïdale flétrie. Le toucher rectal permet de reconnaître que la surface de la muqueuse est granuleuse, sans toutefois présenter de parties indurées. Point de tumeur.

Les selles continuent à être diarrhéiques, mais ne renferment ni pus ni sang. On porte le diagnostic de colite tuberculeuse compliquée de péritonite exsudative circonscrite, bien que l'on ne puisse déceler le bacille de Koch dans les gardes-robes.

L'administration de tannin et d'opium, associée à des lavements d'huile salicylée et à l'application cutanée de savon vert, amène une légère amélioration, qui n'est que passagère. La médication créosotée est essayée en vain,

OBSERVATION XII

Tumeur et polypes multiples du rectum (Dr Smith Wards. *Saint Bartholomiews hospital reports.* vol. XXXII 1896)

Arthur C..., mineur, entré le 7 novembre 1896 à Henry Ward, dans le service du Docteur Walsham, souffrant d'une tumeur et de polypes multiples au rectum et d'un gonflement des ganglions de l'aîne.

Historique. — Etait entré à Harley Ward le 28 février 1896. Accusant une sensation douloureuse de tiraillement et de constipation depuis 2 semaines. Ses intestins avaient été tout à fait réguliers dans leur fonction jusqu'à l'apparition de la maladie.

La douleur augmentait considérablement au moment des selles. A l'examen, on trouve dans le rectum une tumeur ayant à peu près le volume d'un petit œuf, situé contre la paroi gauche antérieure et aussi un grand nombre de polypes de volumes différents jusqu'à celui d'un pois, répandus sur toute la muqueuse, aussi loin que le doigt pouvait atteindre.

La tumeur fut excisée. Le malade se rétablit complètement n'ayant éprouvé qu'une légère difficulté à retenir les fèces pendant trois semaines.

Le 10 avril, envoyé à Servauley, pouvait retenir les fèces sans difficulté. Aucune contracture.

Depuis engraissa et se porta bien jusqu'à la seconde semaine du mois d'août où il éprouva des douleurs dans le rectum.

Il fut examiné par un médecin qui ne trouva rien.

A la fin du mois d'août, la malade remarque une grosseur dans son aîne droite. Le docteur lui conseille de retourner à l'hôpital.

Maladies précédentes. — A été atteint d'hémorrhoïdes.

Historique de la famille. — Un père mort de carcinome du rectum. Une sœur avait été à l'hôpital libre royal dans le service du Dr James Berry, atteinte de polypes multiples et de carcinome du rectum, pour laquelle maladie, une colotomie inguinale avait été faite.

Etat du malade au moment de l'admission. — Individu grand, décharné, au teint blafard. Dans l'aîne on trouve plusieurs ganglions durs, enflammés, ne présentant aucune tendance au ramollissement et n'étant pas adhérents à la peau ni aux tisssus sous-jacents.

Dans le rectum, on trouve une nodosité située dans la paroi postérieure du rectum, plutôt à gauche et juste à l'intérieur du sphincter.

Ses dimensions étaient environ celles d'une noix ; elle était quelque peu fixée et occasionnait quelque douleur à l'examen.

Ne saignait pas lorsqu'on la manipulait doucement. Elle était complètement libre et n'avait en apparence aucune relation avec la cicatrice de l'opération précédente, laquelle était complètement lisse et flexible. Le reste de la muqueuse rectale était parsemé de nombreux polypes dont les dimensions variaient de celles d'un grain de chanvre à celles d'un petit haricot, et s'étendant aussi loin que le doigt put atteindre. Ils n'étaient pas douloureux et l'exploration digitale n'occasionnait aucune hémorragie.

11 novembre. — La tumeur est excisée par M. Walsham et un des polypes est enlevé pour être examiné. Les ganglions de l'aîne sont opérés; on les trouve durs et carcinomateux.

L'incision de l'aîne se cicatrise par première intention. Les fils sont enlevés à la fin de la semaine.

30 novembre. — L'incision laissée par l'excision de la tumeur n'est pas encore cicatrisée. A l'examen histologique, la tümeur est trouvée être du carcinome adénoïde. Le polype était un adénome.

DIAGNOSTIC

Le diagnostic des adénomes du rectum varie suivant que le porteur est un enfant ou un adulte.

Chez l'enfant, le diagnostic au début est excessivement difficile ; ce n'est du reste généralement qu'à la période d'état qu'on amène les petits malades. La rectorrhagie et la difficulté de la défécation sont les signes sur lesquels on peut se baser. Quand le polype est procident, il n'y a pas d'erreur possible, car il ne présente aucun rapport avec les végétations syphilitiques ni avec le fongus bénin qui est indolent, ni avec le prolapsus dont la forme circulaire et l'orifice central sont assez caractéristiques. On se rappellera seulement que le polype et le prolapsus peuvent être observés simultanément et que la plupart des auteurs rendent le premier responsable du second.

Le cancer, l'angiome, les hémorroïdes sont chez l'enfant choses très rares et ne présentent pas les mêmes caractères.

Chez l'adulte, on ne confondra pas l'adénome avec les hémorrhoïdes dont le pédicule est plus gros, et qui sont toujours multiples. La grosse difficulté réside dans la différenciation clinique entre certains adénomes et certains cancers. Chez la malade de notre observation, l'hésitation était permise, la tumeur était irrégulière, presque sessile, et il y avait de la cachexie ; cependant il s'agissait d'adénomes, comme le montrait d'une part le microscope et d'autre part la suite de la maladie.

M. Delbet cite un cas de Trélat où il s'agissait d'une tumeur du volume d'une pomme, pédiculée, mais à gros pédicules. L'extirpation fut faite, mais la tumeur récidiva sous forme d'un épithélioma très malin auquel le malade a succombé.

Nous conclurons donc avec M. Delbet « chez l'adulte, quand le pédicule n'est pas bien net, il faut être réservé ».

TRAITEMENT

Il n'est pas discutable que le seul traitement dont relèvent les polypes du rectum soit l'extirpation. Lorsque l'on a affaire à un polype nettement pédiculé, comme on les rencontre habituellement chez l'enfant l'intervention doit avoir lieu sans retard. Si ce pédicule est mince et fragile on pourra recourir à l'arrachement; mais lorsque l'implantation offre plus de résistance, lorsque l'arrachement devrait nécessiter des tractions assez violentes, il faut abandonner cette méthode de même que le procédé de torsion du pédicule, on risquerait en effet d'avoir des hémorrhagies et surtout des décollements plus ou moins étendus de la muqueuse rectale.

Nous n'insisterons pas ici sur l'écrasement linéaire, sur la cautérisation, sur l'emploi d'une pince à demeure sur le pédicule comme le proposait Allingham, toutes ces méthodes sont justement abandonnées. La ligature dans les cas simples et chez l'enfant surtout est un procédé commode ; on place un fil serré sur le pédicule de la tumeur au ras de son insertion rectale. On abandonne ainsi les choses en attendant que le néoplasme sphacélé se détache.

Chez l'adulte, il est préférable de recourir à l'emploi du spéculum pour sectionner directement soit avec les ciseaux, soit avec le fer rouge le pédicule de la tumeur, quitte à placer deux ou trois points de suture profonds, pour oblitérer le lieu d'implantation, s'il est large, et arrêter l'hémorrhagie. D'ailleurs chez l'adulte, la largeur de la base d'implantation ne permet pas toujours d'avoir recours à d'autres procédés.

Après avoir dilaté l'anus pendant l'anesthésie, on abaissera, en général assez facilement la tumeur du rectum pour l'avoir sous les yeux et, lorsque son implantation est large, on ne pourra évidemment songer à la séparer du rectum qu'à l'aide d'un instrument tranchant. L'extirpation faite, on procèdera à une suture soignée de la muqueuse non seulement pour arrêter l'hémorrhagie, mais encore pour réduire la cicatrice à ses dimensions les plus minimes et éviter le rétrécissement ultérieur.

Quand l'adénome s'étend en surface, quand il est très haut situé, enfin lorsqu'il y a des tumeurs multiples remontant dans le rectum et dépassant la limite de la région explorable avec le doigt, il vaudra mieux recourir à une intervention plus étendue et donnant plus de jour ; c'est alors que l'on utilisera la voie sacrée suivant la méthode de Kraské, dans le détail de laquelle nous n'avons pas ici à entrer, ou encore la laparotomie qui a été proposée et employée par quelques auteurs, soit pour enlever quelques tumeurs remontant très haut, soit même pour aboucher l'intestin grêle dans la partie supérieure du rectum débarrassé des tumeurs (Rotter).

Quelques auteurs, enfin, considérant certains cas comme inopérables d'une façon radicale, ont dû se borner à un curage du rectum plusieurs fois répété. Ce n'est là qu'un traitement palliatif, en général, bien qu'il ait pu donner un succès à Rotter, dans le troisième cas qu'il rapporte.

CONCLUSIONS

1° Les adénomes du rectum peuvent se rencontrer chez l'enfant et chez l'adulte.

L'enfant présente le plus souvent un polype mou, petit et bien pédiculé ; l'adulte, au contraire, des tumeurs généralement plus grosses, plus dures et plus sessiles.

2° La cause de ces tumeurs reste encore à démonter ; l'influence des parasites incriminée par quelques auteurs n'est pas certaine.

3° Dans un certain nombre de cas, on a constaté de véritables polyposes du rectum, de l'S iliaque et même de tout le gros intestin.

4° La structure histologique paraît être à peu de chose près la même dans tous les cas.

5° Les symptômes sont constitués par des troubles mécaniques dans la circulation des matières, par des phénomènes réflexes,de la rectite et des rectorrhagies.

6° Quand le polype est procident, le diagnostic s'impose ; mais dans tous les cas, il faut faire le toucher rectal pour s'assurer du siège et de l'implantation, ainsi que du nombre des tumeurs.

7° On peut observer une modification de l'état général rappelant de près la cachexie.

8° La récidive, après extirpation est possible, mais c'est toujours une récidive sur place qui se fait aux dépens d'un reste de pédicule. Le pronostic essentiellement bénin pour l'adénome pédiculé chez l'enfant, comporte des réserves beaucoup plus grandes chez l'adulte, surtout dans les cas de prolifération polypeuse tendant à se généraliser au gros intestin. Suivant beaucoup d'auteurs, on devrait craindre dans ces cas la dégénérescence maligne.

9° Le traitement consiste dans l'extirpation de ces adénomes, et le procédé à employer varie suivant le volume et surtout le siège plus ou moins élevé et le nombre des tumeurs. Les unes seront facilement abordées par les voies naturelles ; les autres relèveront d'une intervention large, par la voie sacrée, le plus souvent.

INDEX BIBLIOGRAPHIQUE

Ball. — Traité des maladies du rectum, 1887, p. 288.

— Brit. med. journ,, 1890, A. II, p. 1352.

Bardinet. — Union médicale, 1853, n° 93.

Boh. — Thèse de Paris, 1877.

Boyer. — Œuvres de chirurgie, t. X, 1818.

Branca (A.). — Bull. soc. anat., février 1897.

Cornil et Ranvier. — Histologie pathologique, 1881, p. 341.

Curling. — Traité des maladies du rectum, 1883.

Delbet (Pierre). — Traité de chirurgie de Le Dentu et Delbet, T. VIII, p. 529.

Enaux. — Mémoires de l'Acad. de Dijon, 1883.

Faure (J.-L.) et Rieffel. — Traité de chirurgie de Duplay et Reclus, t. VI, p. 840.

Fochier. — Lyon médical, 1874.

Félizet et Branca. — Traité des maladies de l'enfance, 1897, p. 746.

Gerdy. — Thèse de concours, 1838.

Gosselin. — Leçons de clinique chirurgicale, t. II.

Hamonic. — Thèse de Paris, 1885.

Hauser. — Deut. arch. Klin. medic. Bd. LV, 1895. S. 429-448.

Horand. — Soc. chir. de Lyon, 4 no. 1898.

Levesque. — Thèse de Paris, 1866.

Leclerc. — Thèse de Paris, 1897.

Letzerich. — Wichows arch. Bd. XLI, 1881.

Luschka. — Wirchows arch. Bd. XX 1860, p. 133.

Mollière. — Maladies du rectum, 1867.

Morton. — The Lancet 1895.

Perrin. — Revue méd. chir. 1847.

Pozzi. — Société de chirurgie, 1884.

Port. — Deutsc. arch. f. Chirurg. Bd. XLII, 1895.

Quénu et Landel. — Rev. de gynéc et de chir. abd. de Pozzi, p. 481-526, 1898.

Rokitansky. — Handbuch der spec. pat. anat. Wien 1842, Bd. II, S. 263.

Schwab. — Beiträge z. Klin. Chir. XVIII, 2 et Semaine médicale, 1897, 21 août, p. 312.

Seifert. — München, 1892, inaug. Dissert.

Shattock. — Trans. of the pat. soc. of London. 1890 p. 137.

Stoltz. — Gazette de Strasbourg 1844, 1859, 1860.

Tachard. — Gaz. des hôp. 1870.

Tédenat. — Montpellier méd, mars 1885.

Triœn. — Observat. méd. chir. 1844, 5e édition, p. 55.

Verneuil. — Soc. chir. 1869. et Soc. anatom. 1872.

Whitehead.— Circ. and medic. Press. 5 mai 1875.

Woodman. — Brit, med. journ. 1844, p. 410.

L. Boyer, Impr. de la Faculté de médecine, 15, rue Racine, Paris.

www.ingramcontent.com/pod-product-compliance
Ingram Content Group UK Ltd.
Pitfield, Milton Keynes, MK11 3LW, UK
UKHW020416230726
13925UKWH00004B/1455

9 782019 230470